Dʳ Alfred MEILLON

De la Faculté de Médecine
de Paris

Contribution à l'étude

des

Paralysies du larynx

d'origine centrale

AVEC 12 FIGURES DANS LE TEXTE

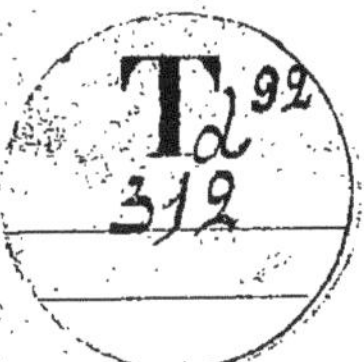

PARIS

Paul DELMAR

29, rue des Boulangers

1898

Dʳ Alfred MEILLON

De la Faculté de Médecine
de Paris

Contribution à l'étude

des

Paralysies du larynx

d'origine centrale

AVEC 12 FIGURES DANS LE TEXTE

PARIS

Paul DELMAR

29, rue des Boulangers

—

1898

A LA MÉMOIRE DE MON FRÈRE HENRI

A MA MÈRE

A MON PÈRE

A MES FRÈRES, A MA SŒUR

A MONSIEUR LE DOCTEUR PEYROT

Médecin de l'hôpital Saint-Louis

Officier de la Légion d'honneur

A MONSIEUR LE DOCTEUR RECLUS

Membre de l'Académie de Médecine

A MES MAITRES

A MON PRÉSIDENT DE THÈSE

MONSIEUR LE PROFESSEUR FOURNIER

Professeur de clinique médicale à la Faculté

INTRODUCTION

Le sujet que nous avons choisi pour notre thèse inaugu-
rale, est bien complexe. L'étude des paralysies du larynx
d'origine centrale a captivé l'attention de bien des auteurs
et pourtant la lumière n'est pas complètement faite sur bien
des points.

Primitivement, nous avions songé a nous borner à l'étude
clinique, qui n'est encore qu'ébauchée, des paralysies du
larynx d'origine protubérantielle, mais nous eussions été
arrêté à chaque pas, par une donnée anatomique indispen-
sable à l'intelligence des faits; en effet, les rapports nerveux
du larynx et de la protubérance sont encore trop obscurs,
trop discutés pour qu'il soit permis, sans quelque présomp-
tion, d'affirmer *a priori* l'existence d'une relation pathologi-
que entre ce segment du névraxe et la glotte. C'est pourquoi nous ferons précéder l'étude clinique, de quelques

considérations anatomiques sur l'innervation centrale du larynx. Nous croyons qu'il existe à présent un groupe suffisant de faits positifs, pour essayer avec fruit cette petite tentative de synthèse, qui nous a semblé un peu incomplète, ou tout au moins un peu incertaine, quant à ses conclusions, dans le récent mémoire — si remarquable d'ailleurs — publié par Lermoyez. Des documents nouveaux publiés à l'étranger, remplissent jusqu'à un certain point les lacunes qui rendaient l'édifice incomplet.

Nous ne nous appuierons que sur des faits indiscutables et nous serons aussi sobre que possible de théories. Quand nous nous trouverons en présence de deux solutions d'un même problème, l'une fournie par la physiologie expérimentale, l'autre par les constatations anatomo-cliniques, nous donnerons toujours la préférence à la deuxième, pensant que, si intéressants que soient les résultats fournis par les animaux, les seuls résultats tirés de l'observation de l'homme, ont une indiscutable valeur en médecine humaine.

Notre travail comprendra donc deux parties : l'une anatomique, l'autre clinique. Dans la partie anatomique, nous étudierons successivement les différents segments du système nerveux central qui président à l'innervation du larynx, depuis l'écorce cérébrale jusqu'aux noyaux bulbaires, en passant par la zone sous-corticale, la capsule interne, les tubercules quadrijumeaux, la protubérance. Dans la partie clinique, nous tâcherons d'établir la réalité de paralysies laryngées d'origine protubérantielle, fait qui n'a pas encore été signalé, à notre connaissance du moins ; leur réalité ne saurait être mise en doute après l'observation, suivie d'autopsie de Hall. Mais dans cette observation absolument remarquable, le rapport entre la lésion constatée à la nécropsie et la paralysie laryngée n'a pas été nettement mis en lumière. C'est ce que nous essaierons de faire ; la question étant ainsi posée, nous espérons que l'observation clinique que nous publions pourra paraître intéressante.

Mais avant de commencer cette étude qui doit clore nos études médicales, ce n'est pas sans une certaine mélancolie que nous regardons en arrière. Nous voudrions que les fertiles paroles de nos maîtres restassent gravées dans notre esprit, et qu'aux prises avec les innombrables problèmes que notre profession est appelée à résoudre, leur enseignement portât ses fruits.

M. Reclus nous a appris ce que les livres, si bien faits qu'ils soient, n'enseignent pas : l'amour de notre métier. Ce chirurgien qui donne le meilleur de lui-même à ses malades et à ses élèves, sait communiquer à ceux qui l'approchent sa belle passion. Nous sommes heureux et fier, d'avoir été son élève.

M. Peyrot dont la bonté est proverbiale a bien voulu s'intéresser à notre carrière, nous lui sommes redevable d'excellents conseils, et la haute direction qu'il a bien voulu donner à nos études a été pour nous d'un inappréciable secours. Nous le prions respectueusement d'agréer nos remerciements.

En dernier lieu. MM. Lubet Barbon et Martin ont bien

voulu nous instruire dans l'art difficile de la laryngologie; leur bienveillant accueil et leurs conseils éclairés leur ont acquis des droits à la reconnaissance que nous sommes heureux de leur témoigner aujoud'hui.

Enfin, notre ami Maurice Dide, qui nous a aidé de sa collaboration pour la rédaction de l'observation originale a droit à nos remerciements.

Nous sommes heureux de dédier cette thèse à M. le professeur Fournier, qui a bien voulu nous faire l'honneur d'en accepter la présidence.

CONTRIBUTION A L'ÉTUDE
DES PARALYSIES DU LARYNX
d'origine centrale

I

PARTIE ANATOMIQUE

Ce n'est qu'à la lumière de la physiologie qu'on peut aborder avec fruit l'étude de l'innervation centrale du larynx : nous savons que cet organe préside à deux fonctions tout à fait différentes : la respiration et la phonation. La première de ces fonctions est peu soumise à la volonté ; il est en effet très important qu'une fonction telle que la respiration s'accomplisse d'une façon reflexe. mais elle n'échappe pas complètement au contrôle de la volonté et celle-ci intervient dans un certain nombre de cas : l'expiration ou l'inspiration forcée, l'action de filer un son ; mais ces cas sont exceptionnels. Au contraire la phonation est dans l'immense majorité des cas soumise à la volonté, et c'est ici l'exception de trouver une origine purement reflexe à cet acte (cri du nouveauné, cri d'animaux privés de leur cerveau). Or les notions générales que nous avons de la structure du système nerveux nous permettent de prévoir un certain nombre de faits que l'expérience contrôlera : le larynx devra avoir une double représentation centrale, l'une bulbaire, et l'autre corticale, l'une et l'autre auront un rôle dans la double action physiologique de cet organe, mais tandis que la représentation corticale sera prédominante pour les phénomènes vocaux, c'est au contraire la représentation bulbaire qui jouera le principal rôle dans les phénomènes respiratoires. Notre étude comprendra donc trois parties :

I. — Centres corticaux.

II. — Trajet intra cérébral du faisceau laryngé.

III. — Trajet pédonculo-protubérantiel des fibres laryngées.

Iº Centres corticaux

Leur étude est très bien faite par Lermoyez dont nous suivons le plan pour cette partie, et auquel nous renvoyons pour l'historique qu'il fait très complètement. A titre documentaire nous citerons textuellement les auteurs qui ont apporté une contribution positive à cette question.

1º *Centre respiratoire du larynx.* — Ce que nous en avons dit permet de prévoir qu'il doit être chez l'homme très limité, si même il est distinct du centre phonatoire.

Risien Russel cité par Lermoyez « sectionna les filets tronculaires du recurrent destinés aux constricteurs ; et il put dès lors provoquer l'écartement de la corde vocale en excitant une zone de l'écorce située un peu en avant et au-dessus du centre phonatoire de Krause. »

On sait que les muscles respiratoires de la glotte sont abducteurs-antagonistes des muscles phonateurs qui produisent la constriction bizarre, le chat miaule cependant en inspirant, c'est du moins ainsi que Semon et Horsley, qui ont trouvé chez cet animal — mais chez celui-là seul, — une zone étendue et bien nette, correspondant dans la cortréalité aux mouvements de la glotte respiratoire, expliquent leur résultat, chez lequel « les mouvements de respiration ne sont à tout prendre que des mouvements de phonation. »

Aucun travail n'est venu nous éclairer encore sur la présence du centre cortical respiratoire chez l'homme; nous sommes tout à fait porté à l'admettre, mais avec cette restriction qu'il doit être subordonné au centre phonatoire et très difficilement isolable de ce dernier. En effet, dans tous les cas de paralysie du larynx d'origine corticale, la corde vocale a été trouvée en position cadavérique; c'est dire implicitement que toute l'innervation de la corde vocale est supprimée, aussi bien celle qui préside à sa constriction (phonation) que celle qui préside à sa dilatation (respiration) et des cas bien observés comme ceux de Garel et Dor et de Déjerine sont à l'abri de la critique : pour les cas de ce dernier, notamment l'objection d'une lésion bulbaire concomittante semble être prévue, puisque nous sommes informés que les noyaux d'origine des nerfs craniens sont tout à fait indemnes. Quant à l'examen laryngoscopique, il ne peut laisser l'ombre d'un doute, on le trouvera *in extenso*, plus loin ; c'est bien à une paralysie totale des dilatateurs et des constricteurs (position cadavérique) que l'on a affaire. Après des constatations aussi nettes, on est surpris de trouver parmi les conclusions de l'auteur que nous citons la conclusion suivante : « Ces deux autopsies prouvent l'existence chez l'homme d'un centre localisé pour les mouvements intrinséques du larynx, et l'absence de dyspnée inspiratoire chez nos deux malades montre que conformément à l'opinion de Horsley et Semon ce centre est un centre phonateur. » La position de la corde vocale, indiquée avec tant de précision prouve au contraire que chez l'homme, dans les cas cités, les lésions limitées de l'écorce n'ont pas encore permis d'isoler ce centre phonateur, lequel s'est jusqu'à présent montré inséparable du centre respiratoire.

2⁰ *Centres phonateurs.* — Les preuves de l'existence de ces centres sont de deux ordres : cliniques ou expérimentales ; ce que nous avons dit de ces dernières nous permettra d'être bref ; nous nous contenterons de citer les résultats ou les conclusions des auteurs qui apportent à la question des documents positifs.

A. — EXPÉRIMENTATION PHYSIOLOGIQUE

a) Krause, en 1882. localise le premier chez le chien le centre cortical du larynx « à la partie inférieure et latérale de la circonvolution précruciale un peu en arrière du pli de passage sis entre cette circonvolution et la circonvolution antérieure. » Nous avons essayé de schématiser ce résultat dans la figure ci-contre.

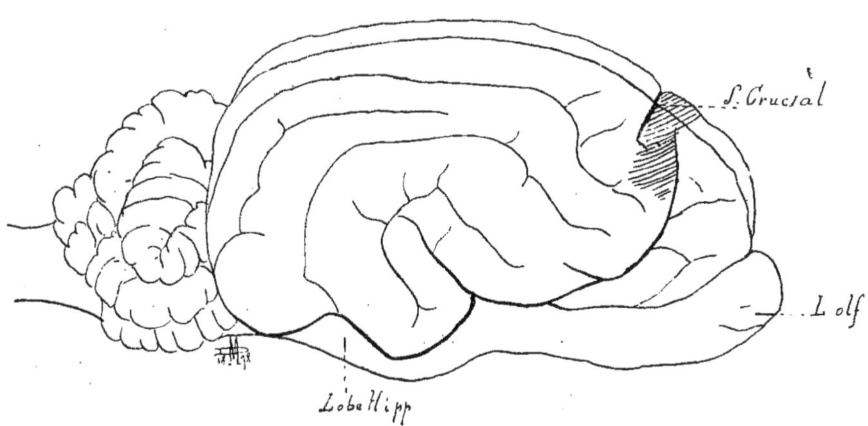

Fig. I. — Cerveau de chien (d'après POIRIER).

b) Semon et Horseley cherchant un animal dont le cerveau fut plus voisin de celui de l'homme entreprennent des recherches chez le macaque, et arrivent à déterminer la zone suivante. « Cette zone est circonscrite : en avant, par l'extrémité inférieure du sillon précentral et par une ligne qui le prolongerait jusqu'à la scissure de Sylvius ; en bas, par cette scissure ; en arrière, par un sillon innommé vertical et partageant en deux le pied de la frontale ascendante ; en haut par une ligne horizontale passant par l'extrémité supérieure de ce sillon » (Lermoyez.) — Voir fig. 2.

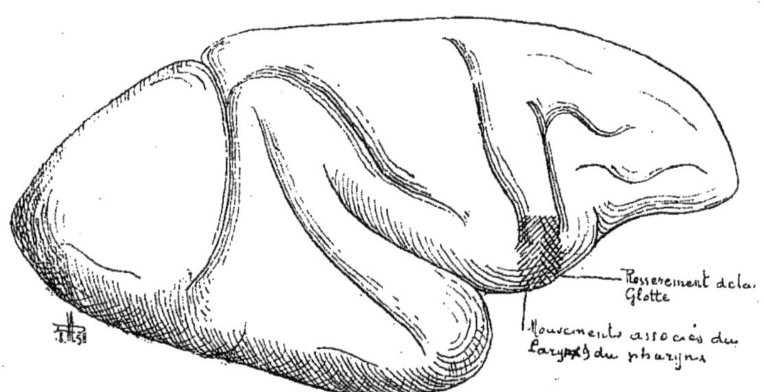

Fig. II. — Cerveau de macaque.

Les conclusions générales de ces auteurs, d'ailleurs ana-
logues à celles de Krause, sont les suivantes :

1º Il existe dans chaque hémisphère un centre de la représentation du rapprochement bilatéral des cordes vocales ;

2º Son excitation unilatérale produit un effet bi-latéral ;

3º La destruction unilatérale n'est suivie d'aucun effet.

c) Masini entreprend sous la surveillance de Luciani, des
expériences dont les conclusions sont les suivantes :

1º Existence chez le chien d'un centre moteur glottique à
la partie extérieure des hémisphères ;

2º Ce centre s'étend presque à toute la zone motrice, bien
que son foyer de plus grande intensité soit limité au centre
laryngé de Krause (base de la circ. pre-crociata.) ;

4° Le centre n'est ni isolé ni distinct, mais se confond avec les autres centres moteurs ; plus intimement avec ceux du pharynx, de la langue, du voile, et moins intimement avec les autres ;

4° La lésion unilatérale donne lieu à des troubles moteurs laryngés prédominant du côté opposé, ainsi qu'à des troubles de la sensibilité de la muqueuse :

5° La lésion bi-latérale produit une paralysie persistante du mouvement et de la sensibilité, sans atteindre le degré de la paralysie absolue ;

6° Outre les centres laryngés corticaux, il faut reconnaître l'existence des centres laryngés sous-corticaux, si l'on veut se rendre compte de la compensation parfaite des désordres résultant de l'ablation unilatérale et de l'absence de paralysie complète après extirpation bilatérale.

B. — PREUVES TIRÉES DE L'ÉTUDE DIRECTE DE L'HOMME.

On se souvient que ce sont celles auxquelles nous attribuons le plus de valeur. Mais parmi les observations publiées, nous ne citerons que celles qui sont à l'abri de toute critique ; et elles sont peu nombreuses. Convaincu qu'un fait bien observé vaut mieux que toutes les discussions du monde, nous citerons *in-extenso* ceux qui nous semblent de nature à apporter des preuves positives à la question ; malheureusement il n'est pas possible de dégager encore de cette étude une conclusion absolument ferme, et si pour le centre cortical du larynx on est arrivé à une localisation assez précise, le trajet central des fibres est encore incertain. Afin de fixer nos idées sur la question nous avons construit des schémas des lésions décrites par M. Déjérine ; nous publions ces dessins sans prétention, qui ne peuvent être considérés que comme des représentations schématiques — nous le répétons, mais qui ont l'avantage de permettre la comparaison des différents cas, d'un simple coup d'œil.

OBSERVATION I (Garel et Dor)

Annales des maladies de l'oreille 1890. (Résumée).

Femme de 72 ans frappée depuis deux jours d'apoplexie avec hemiplégie droite ; paralysie faciale du même côté et aphasie. Cinq jours après l'attaque, l'examen laryngoscopique montre une *immobilité en position cadavérique de la corde vocale gauche*, c'est-à-dire du côté opposé à l'hémiplégie. Quinze jours plus tard, deuxième attaque d'aploplexie suivie de coma rapidement mortel.

A l'autopsie, outre des lésions diffuses d'endartérite cérébrale on note 1º dans l'hémisphère gauche des foyers multiples de ramollissement corticaux, sans lésion des noyaux centraux en rapport avec l'hémiplégie droite et l'aphasie ; 2º dans l'hémisphère droit, deux points de ramollissement rouges, très limités, superficiels, n'intéressant pas la substance blanche sous jacente et occupant le pied de la troisième circonvolution frontale, au niveau du pli de passage. Aucune lésion macroscopique ni au bulbe ni au cervelet. Aucune cause de compression des recurrents ; l'articulation crico arytenoïdienne gauche est intacte.

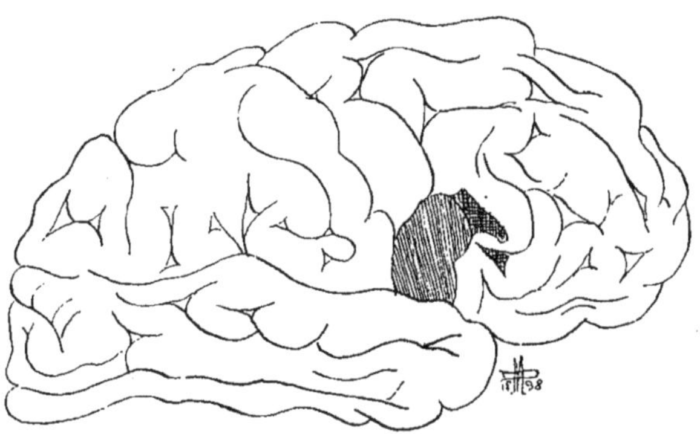

Fig. III. — D'après GAREL et DOR.

Telle est, à proprement parler, la seule observation de lésion corticale ayant produit une paralysie de la corde vocale ; cependant, nous la faisons suivre immédiatement des cas de Déjerine qui se rapportent à des lésions sous-corticales ; ces cas nous serviront à montrer que chez l'homme, les conclusions de Krause et de Semon et Horsley ne sont pas appliquables. Ces auteurs, en effet, déduisent de leurs expériences sur les animaux que la destruction d'un seul centre laryngé n'est suivie d'aucune paralysie, et que l'excitation d'un de ces centres porte également sur les deux côtés du larynx. Les muscles du larynx constitueraient donc vis-à-vis des autres muscles de l'économie une exception. Nous avons vu

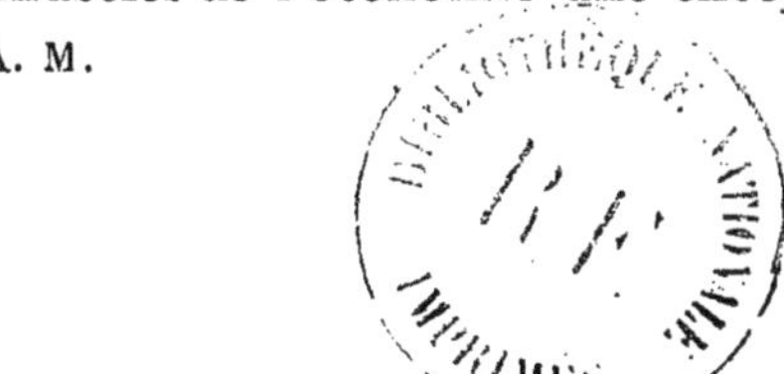

A. M. 2

que déjà les expériences de Masini chez l'animal n'admettaient pas cette exception.

Mais puisque nous allons parler des régions sous-corticales, il importe d'être fixé sur leur valeur. Masini, dont nous sommes obligé de critiquer maintenant les idées, admet l'existence de centres sous-corticaux. Nous avouons à notre honte ne pas comprendre ce que peut être un centre exempt de cellules nerveuses, placé en pleine substance blanche : une lésion sous-corticale amène des troubles, non parce qu'elle détruit un centre, mais parce qu'elle interrompt les communications de ce centre avec les segments nerveux placés au-dessous.

OBSERVATION II. — (Déjerine.)

(Soc. Biol., 28 février 1891.)

Aphasie motrice sous corticale et paralysie de la corde vocale droite chez un homme de cinquante-six ans, et durant depuis trois ans. Hémiplégie droite avec contracture. Paralysie légère du facial inférieur du même côté. Pas de paralysie des muscles de la langue ni du voile du palais. Écriture très facile de la main gauche. Pas d'aphasie sensorielle. Autopsie. Deux petits foyers lacunaire dans le putamen du côté droit et du côté gauche. Foyer sous jacent au pied de la circonvolution de Broca, ainsi qu'à l'extrémité inférieure de la frontale ascendante. Intégrité de la circonvolution de Broca et de l'insula. Deux petits foyers de la grosseur d'un grain de mil dans la protubérance à la hau-

teur des racines de la cinquième paire et siégeant de chaque
côté de la ligne médiane en arrière du faisceau pyramidal.

(Nous ne donnerons *in extenso* que l'examen laryngoscopique
et l'autopsie.)

Paralysie de la corde vocale droite dont les mouvements
d'adduction et d'abduction sont extrêmement faibles. Pendant
les efforts de phonation, les cordes arrivent au contact, la corde
gauche dépassant la ligne médiane. La corde droite pendant
la respiration ne dépasse pas la position cadavérique. Dans
l'adduction phonatrice, elle n'est jamais tendue. Pendant les
efforts de déglutition, l'épiglotte reste immobile et le larynx
béant. Cette dernière particularité vous rend compte des troubles de la déglutition qui existent chez G... et qui consistent en
de violents accès de toux rauque lorsque le malade avale des
aliments liquides surtout.

Autopsie. — Boîte cranienne et dure-mère saines. Artères
de la base moyennement athéromateuses. Hémisphère gauche :
corticalité normale troisième frontale et insula en particulier.
Pas de corps granuleux dans la substance grise de ces dernières
circonvolutions (troisième frontale et insula). Coupe de Fleshsig passant par le pied sur la troisième frontale et n'intéressant
que le noyau candé. Foyer de ramollissement ancien, de forme
ovalaire, de 3 centimètres de long sur 2 de large et à grand
axe antero-postérieur, occupant le pied de la troisième frontale,
ainsi que la substance blanche sous-jacente à l'extrémité tout à
fait inférieure des circonvolutions frontale et pariétale ascendan-
tes. Deuxième coupe de Fleshsig pratiquée à un centimètre au-
dessous de la précédente. Deux petits foyers lacunaires de la
grosseur d'un grain de mil dans le putamen. La capsule interne
est intacte dans son segment antérieur, au niveau de son genou

et dans le tiers antérieur environ de son segment postérieur. A ce niveau, on trouve un faisceau dégénéré de 5 et 6 millimètres de longueur, occupant le tiers moyen de la capsule et contenant un nombre considérable de corps granuleux. Le tiers postérieur du segment postérieur de la capsule est intact.

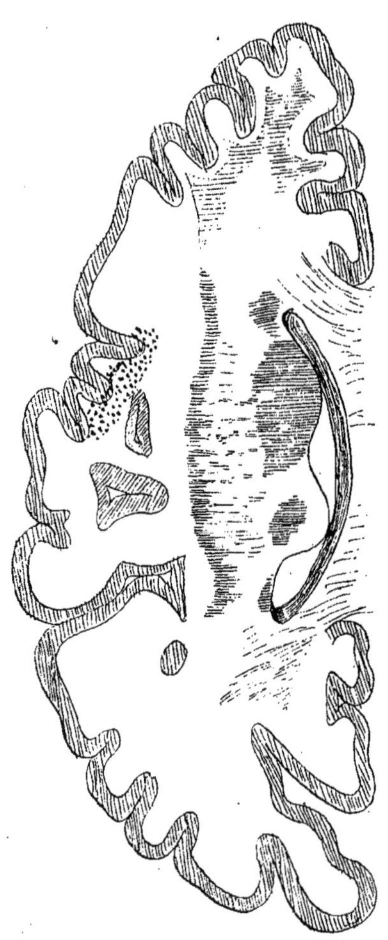

Fig. IV. — Représentant la coupe décrite dans l'observation III.

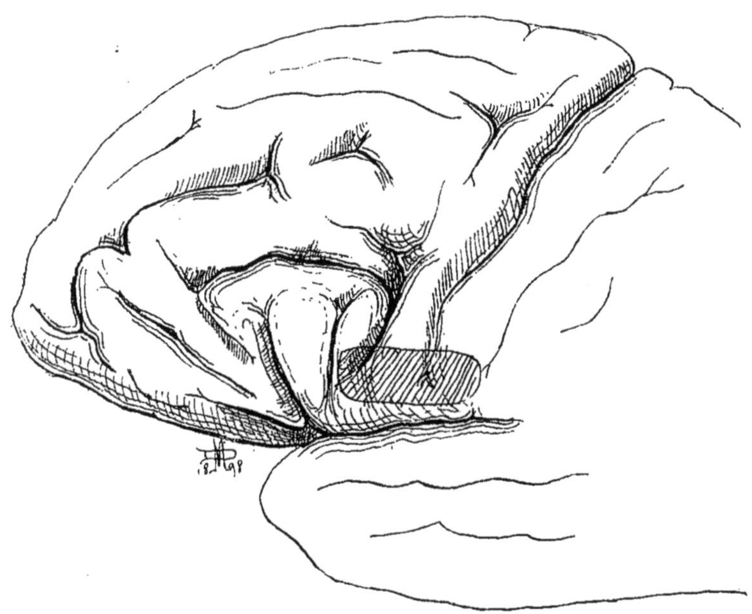

Fig. V. — La partie ombrée représente la projection de la lésion corticale
représentée dans la fig. IV.

Hémisphère droit. — Corticalité normale. Coupe de Fleshsig.
Un foyer lacunaire de la grosseur d'une épingle dans le putamen,
un autre de même volume dans la couche optique et un troisième de la grosseur d'un grain de mil dans le segment postérieur de la capsule interne à la réunion de ses deux tiers antérieurs et de son tiers postérieur.

Pédoncule cérébral gauche. — Dégénérescence secondaire (faisceau grisâtre) siégeant sur l'étage inférieur à la réunion environ
de ses deux moitiés antérieures et postérieures, un peu plus
rapproché de cette dernière que l'antérieur.

Protubérance. — Diminution de toute la moitié gauche. Sur une coupe transversale, on trouve de chaque côté de la ligne médiane et sur la limite postérieure du champ moteur un petit foyer lacunaire, de la grosseur d'un grain de mil. Bulbe rachidien. Dégénérescence secondaire du faisceau pyramidal gauche. Les racines du pneumogastrique et du spinal sont égales des deux côtés. Rien d'autre à noter sur les coupes. Moelle épinière. Dégénérescence secondaire dans le cordon latéral droit.

OBSERVATION III (Déjerine)

Soc. Biol. 28 février 1891.

Aphasie motrice sous-corticale avec hémiplégie droite datant de dix ans, paralysie de la corde vocale droite. Pas d'agraphie, pas d'aphasie sensorielle. Intégrité de la sensibilité. Intelligence normale. Autopsie. Intégrité de la circonvolution de Broca avec foyer dans la substance blanche sous-jacente. Foyer sous-cortical au niveau du sillon de Rolando. Foyer sous-cortical de la partie antérieure de l'extrémité tout à fait inférieure de la frontale ascendante. Intégrité de la protubérance et du bulbe rachidien. Examen histologique. Sclérose descendante légère. Intégrité des noyaux bulbaires.

(Nous ne donnerons *in extenso* que l'examen laryngoscopique et l'autopsie.)

Il n'y a pas, pendant la déglutition, reflux des aliments par le nez. Pas de dyspnée, pas d'inspiration sifflante. Par contre l'examen laryngoscopique montre l'existence d'une paralysie de la corde vocale droite. Cette dernière est en situation cadavérique, et ne paraît pas diminuer de volume. Elle se tend un peu pendant les efforts de phonation (muscle cricothyroïdien), il y a affrontement des bords libres des cordes vocales pendant les efforts et occlusion presque totale de la glotte, la corde vocale gauche dépassant la ligne médiane.

Autopsie. — 1° Coupe de Vic d'Azyr-Fleshsig. Coupe faite un peu obliquement et passant par le corpus album sub rotundum. Capsule interne. Le segment antérieur de la capsule interne, son genou ainsi que le tiers antérieur de son segment postérieur sont absolument normaux. Dans le tiers moyen de la capsule interne entre le deuxième segment du noyau lenticulaire et la couche optique on trouve un faisceau dégénéré de 5 millimètres de longueur, divisé lui-même en trois fascicules par des fibres blanches que relient à la couche optique le deuxième segment du noyau lenticulaire. De ces trois fascicules le moyen est le plus volumineux et occupe toute la largeur de la capsule interne à ce niveau. Ces fascicules dégénérés contiennent un grand nombre de corps granuleux. Le tiers postérieur du segment postérieur de la capsule interne est intact.

2° Coupe de Fleshsig passant par le pied de la troisième circonvolution frontale, n'intéressant que le noyau caudé et le prolongement occipital du ventricule latéral. Dans la masse blanche avoisinant le rayon caudé au niveau du sillon de Rolando, à cheval sur ce sillon et à 15 millimètres de distance du fond de ce dernier, on trouve un foyer de ramollissement irrégulièrement quadrilatère, n'atteignant pas la face externe du noyau caudé, dont il est séparé par une étendue de 5 millimètres de tissu sain. Ce foyer mesure 1 centimètre dans tous les diamètres. Sur la même coupe, on trouve au niveau de la tête du noyau caudé

ét correspondant au pied d'insertion de la troisième frontale
sur la frontale ascendante, empiétant d'avantage sur le pied de
cette dernière que sur celui de la précédente, un deuxième
foyer du volume d'une grosse noisette.

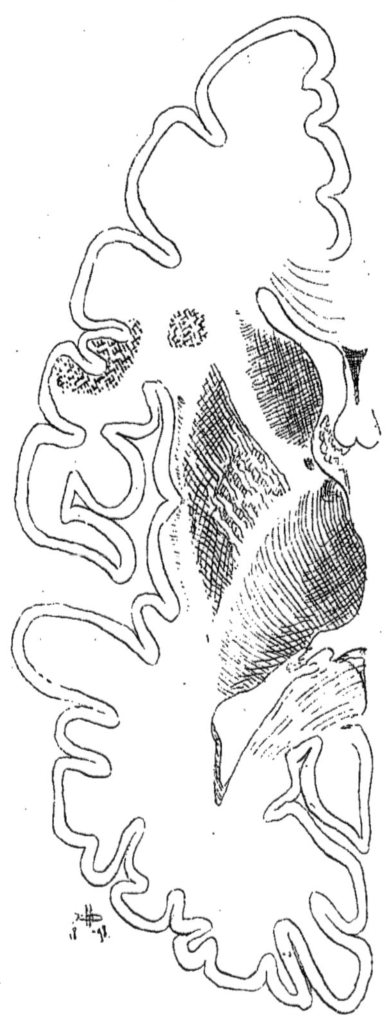

Fig. VI. — Lésions représentées par la deuxième coupe de Fleshsiᵨ

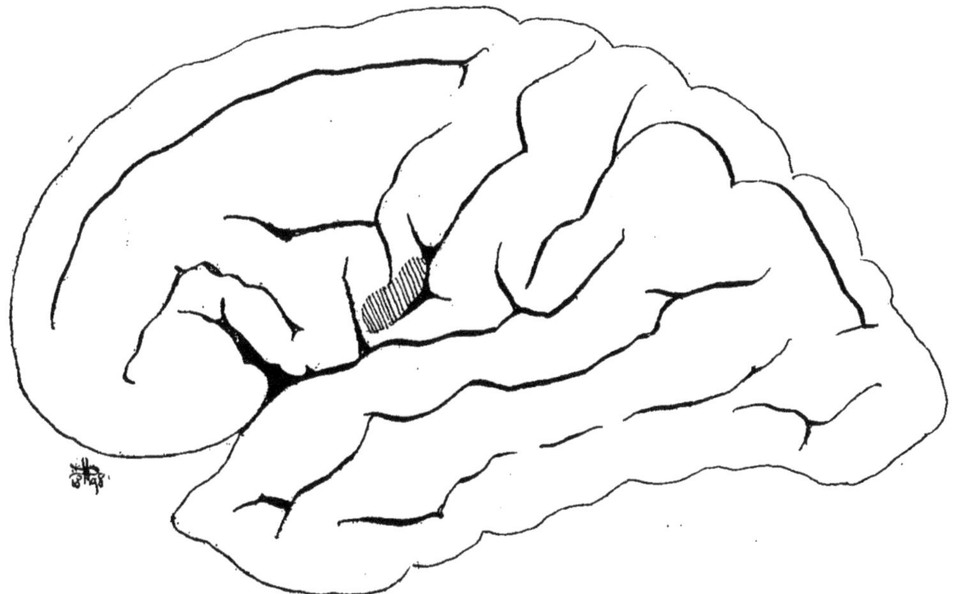

Fig. VII. — Projection corticale des lésions sous-corticales indiquées dans la figure VI.

3º Coupe de Fleshsig, faite dans le centre oval, et passant par la partie moyenne du pied de la troisième frontale. On trouve dans la moitié antérieure de la base de la troisième frontale, un ancien foyer de forme irrégulière, grisâtre, d'un centimètre de diamètre et à grand axe transversal. Ce foyer n'atteint pas la substance grise de la troisième frontale, dont il est séparé par un centimètre de substance blanche. L'examen histologique de la corticalité de la troisième frontale et de l'insula démontre l'absence de corps granuleux. Hémisphère gauche, protubérance et cervelet, rien de particulier.

Bulbe rachidien. Racines du pneumogastrique et spinal normales, des deux côtés. Sur les coupes transversales, dégénérescence des fibres les plus antérieures de la pyramide gauche. Rien d'autre à noter. Etat normal des noyaux, des nerfs crâniens (pneumogastrique, hypoglosse et spinal) après examen histologique sur des coupes faites après durcissement.

Ces trois observations nous permettent de conclure qu'il existe bien chez l'homme un centre cortical du larynx ; ce centre ne saurait être localisé encore d'une façon positive, un seul point est constant et se retrouve dans les trois observations ; la partie postérieure du pied de la troisième frontale et le pied de la frontale ascendante sont atteints ; c'est donc dans cette région que le centre doit être placé. Les trois centres de cette région présentent donc entre eux les rapports suivants :

Centre de l'aphasie (Broca) situé entre le cap et le pied de la troisième frontale.

Centre du faisceau géniculé situé au niveau du pied de la troisième frontale.

Centre du larynx, situé sur la partie postérieure du pied de la troisième frontale et sur le pied de la frontale ascendante, empiétant un peu sur le précédent.

II. — Trajet intra-cérébral des fibres cortico-bulbaires du larynx

Une observation extrêmement intéressante de Garel et

Dor a permis à ces auteurs de localiser les fibres de projection laryngée au niveau de la capsule interne ; nous allons la citer en reproduisant le dessin publié par ces auteurs.

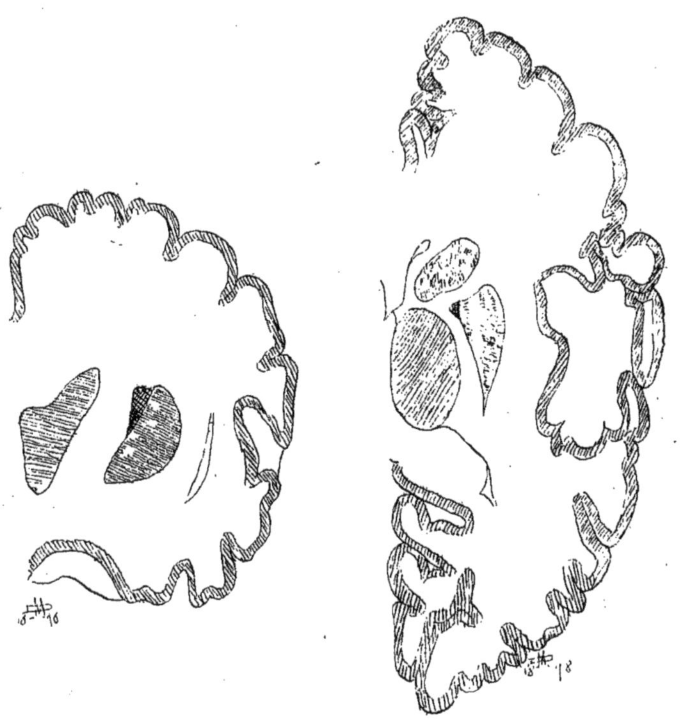

Fig. VIII et IX. — D'après Garel et Dor.

OBSERVATION IV (Garel et Dor)

Annales des maladies de l'oreille 1890 (Résumé)

Homme de 35 ans, présentant des signes de pneumonie du sommet droit. Une légère raucité de la voix attire l'attention sur le larynx. Le laryngoscope montre la corde vocale gauche immobile en position cadavérique. Mobilité normale de l'autre corde. La présence d'une endocardite ulcéreuse fait supposer une ambolie cérébrale.

Autopsie. — Endocardite végétante. Aucune lésion locale du larynx.

Le cerveau ne présente d'altération en aucun point de l'écorce. Mais en pratiquant des coupes de l'hémisphère droit, on trouve un petit foyer de ramollissement rouge récent, occupant la portion supéro-interne du noyau lenticulaire, et empiétant de un à deux millimètres sur la partie externe de la capsule interne.

Si l'on se reporte à la figure ci-contre, on verra combien ce cas est intéressant dans sa précision; si d'autres autopsies confirmatives se produisaient, le faisceau laryngé occuperait dans le genou de la capsule interne, la partie la plus externe.

Malheureusement, les autopsies de Déjerine n'ont pas apporté à cette théorie l'appui qu'on aurait pu espérer. Les seuls faisceaux dégénérés sont situés dans la partie lenticulaire du bras postérieur de la capsule interne, le genou étant intact. Il n'y a donc dans ces cas que des fibres de la voie pyramidales qui soient altérées.

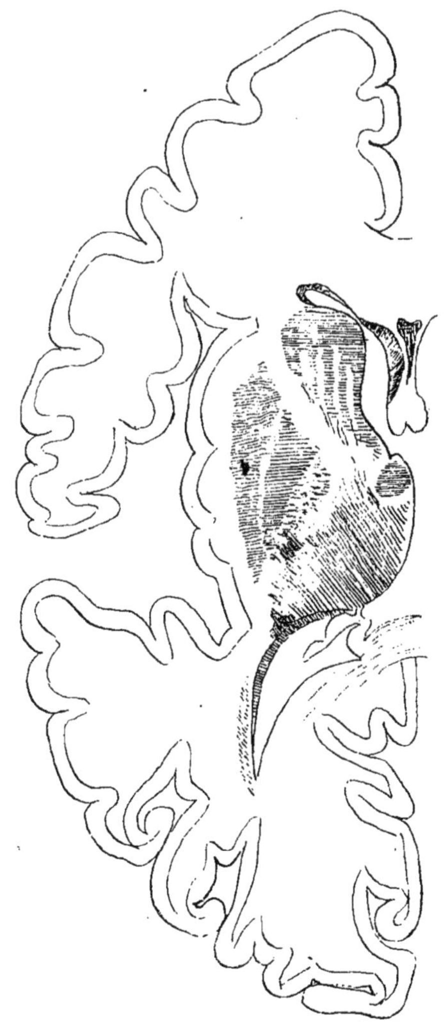

Fig. X. — Indiquant les lésions de la capsule interne et du putamen de l'observation **II**.

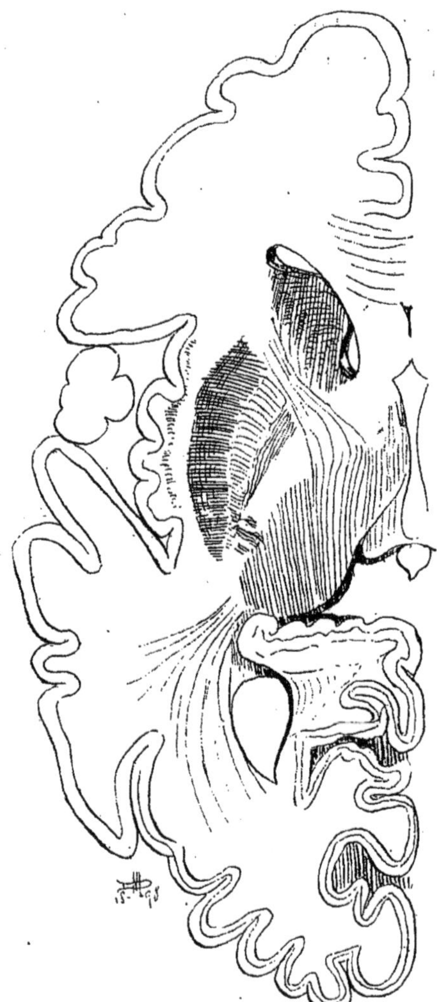

Fig. XI. — Indiquant les lésions de la capsule interne de l'observation III correspondant à la coupe I

Les lésions corticales expliquent très bien ces dégénérescences de la capsule interne, et il ne nous vient pas à l'esprit l'idée de considérer ces cas comme devant infirmer le
trajet très vraisemblable assigné par Garel et Dor aux fibres
laryngées, il est seulement regrettable que ces dernières semblent n'avoir pas été dégénérées.

III. — Trajet pédonculo protubérant des fibres laryngées

Nous sommes ici en pleine hypothèse, aucun fait positif
n'étant venu nous éclairer encore.

Il est vraisemblable que dans le pédoncule cérébral, les
fibres laryngées occupent comme toutes les fibres motrices
la région du pied, et que dans ce pied elles restent dans
l'aire du faisceau géniculé qui, comme on sait, occupe le
segment le plus interne.

La seule autopsie où une lésion pédonculaire soit notée est
celle que nous publions, d'après Hall, et malheureusement le
siège exact de la lésion n'est pas indiqué.

Que deviennent les fibres laryngées dans la protubérance ?
Aucun document n'est encore venu répondre à cette question et les seuls résultats de la physiologie expérimentale,
tentent de masquer l'absence de données véritablement positives.

Nous donnerons les résultats fournis par l'expérimenta-
tion et nous les réunirons sous forme d'un schéma qui n'as-
pire qu'à fixer dans l'esprit des résultats qui se retiennent

difficilement, car ils sont discordants. D'autre part, choisir entre les opinions des auteurs que nous citerons, sortirait absolument de notre compétence.

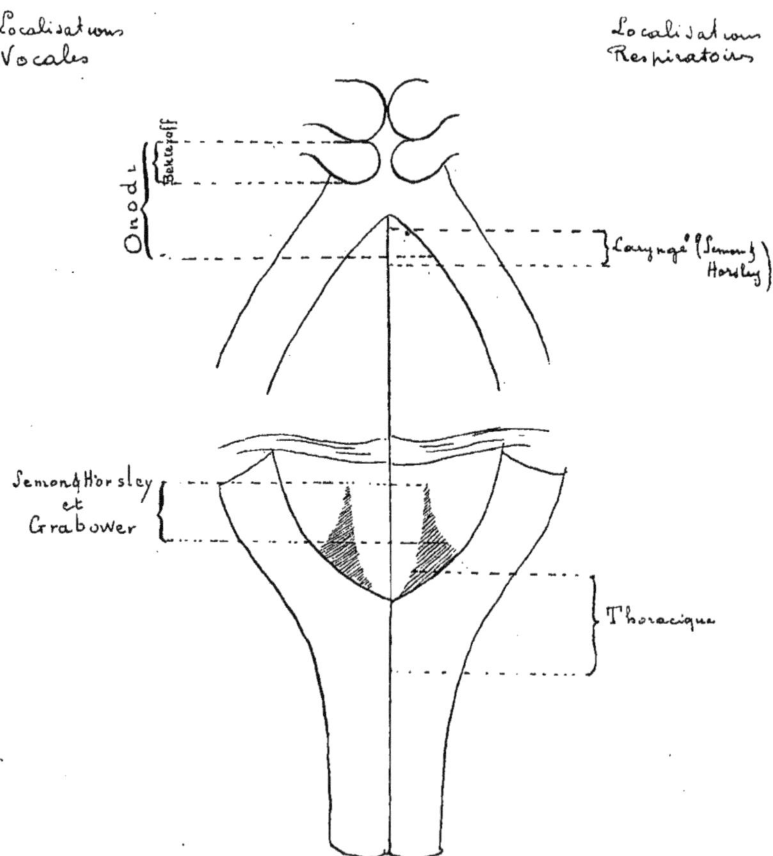

Fig. XII. — Destinée à montrer les centres réflexes du larynx.

1º Beketreff affirme que les tubercules quadrijumeaux postérieurs contiennent des centres réflexes de la phonation;

2º Onodi localise son centre réflexe du larynx dans une région étendue de la ligne de séparation entre les tubercules quadrijumeaux antérieurs et postérieurs qui s'étendrait dans le plancher du quatrième ventricule sur une surface de 8 millimètres.

3º Semon et Horsley et Grabower localisent ce centre au niveau des deux tiers supérieurs de l'aile grise.

Nous arrêterons ici notre étude, ne voulant pas reprendre la discussion sur l'origine réelle des nerfs pneumogastrique et spinal, qui semble avoir reçu sa véritable solution dans le mémoire récent de Lermoyez.

II

PARALYSIES LARYNGÉES D'ORIGINES PROTUBÉRANTIELLES. — ÉTUDE CLINIQUE

On est appelé à rencontrer des paralysies aussi bien dans les altérations primitives des noyaux laryngées du mésocéphale que dans leurs dégénérescences secondaires.

Au cours des affections primitivement médullaires, on peut voir apparaître des symptômes dits bulbaires qui sont le plus souvent les manifestations ultimes de la maladie. Les traités de pathologie nerveuse nous enseignent qu'à cette période d'évolution, les malades présentent des troubles de l'articulation des mots, du nasonnement, de la dysphagie, des paralysies faciales limitées au groupe facial inférieur, des enrouements, des crises de suffocation. Du côté du cœur ils présentent de l'arythmie et de la tachycardie; on peut voir le sucre apparaître dans les urines. D'autre part, la propagation peut se faire à partir d'une lésion siégeant au-dessus du bulbe, nous verrons des exemples dans les paralysies laryngées suivant de près ou de loin les paralysies du système moteur de l'œil dont les noyaux sont au-dessus de ceux du larynx : avant tout et principalement, nous parlerons des paralysies laryngées s'établissant d'emblée à l'occasion d'une altération protubérantielle, nous réservant ensuite la comparaison entre ces faits et quelques exemples de paralysies survenues secondairement à une polyomyélite ou à nne polyoencéphalite.

Nos recherches ont abouti à cette découverte intéressante que ces faits sont presque inconnus jusqu'à présent ; le seul cas que nous avons pu trouver jusqu'ici fut publié dans un tout autre but, c'est pourquoi nous n'hésitons pas à le reproduire *in extenso* comme terme de comparaison avec notre observation personnelle.

OBSERVATION V. — D^r DE HAVILAND-HALL

Un cas de tumeur unilatérale du pont de Varole
Mort. — Nécropsie.

Un ouvrier de 45 ans, fut admis à Westminster Hospital, le 9 avril 1895, atteint de céphalée et de paralysie faciale. Il était célibataire, ne présentait aucun antécédent familial, ses parents étaient âgés et bien portants

En 1875, il eut la variole. En 1877, il contracta la syphilis, caractérisée par un chancre de la verge, suivi de maux de gorge et de roséole secondaire.

Guéri rapidement sous l'influence du traitement, il se portait bien depuis cette époque.

Il reconnaissait quelques excès de bière, mais pas d'alcool.

La maladie commença en novembre 1893, par quelques douleurs au niveau de l'os malaire gauche, durant trois mois, traînant ensuite jusqu'en avril 1894. A cette époque, il eut de violentes douleurs sur le vertex et le côté gauche de la tête, presque quotidiennes, l'obligeant à cesser son travail. Ceci dura jusqu'à la fin de mai, époque à laquelle il cessa de travailler ; il remarqua alors que sa bouche était déviée à droite.

En août 1894, il fut encore pris d'une douleur cuisante du côté gauche de la face, mais parvint à travailler jusqu'au 1er septembre 1894.

Son œil gauche s'enflamma alors ; il fut alors traité pendant un mois à l'hôpital d'ophtalmologie et finalement on lui fit l'énucléation.

Au commencement de janvier il eut des vomissements, survenant à peu près une demi-heure après le repas et durant trois mois, accompagnées de vives céphalées ; pendant la même période, il constatait l'inflammation du côté gauche de la bouche de la joue et de la langue ; dans la dernière année sa parole était devenue défectueuse.

Au moment de son admission, cet homme avait le teint terreux, avec des cheveux gris, l'arc sénile, il était surtout pâle, anémique, présentant quelques taches pigmentaires aux jambes, mais là seulement.

Les artères étaient sinueuses et indurées, son pouls normal et régulier.

Il avait une douleur cuisante dans la région temporale gauche qui présentait une très grande sensibilité à la pression.

Son esprit était clair, bien qu'un peu lent ; il n'avait pas d'étourdissements.

La parole était notablement modifiée, quoique intelligible.

L'œil gauche avait été enlevé mais le droit ne présentait aucune paralysie et sa pupille réagissait à la lumière et à l'accommodation ; le fond de l'œil était normal ; en faisant porter le regard à droite, on provoquait un léger degré de nystagmus. Il y avait paralysie de tous les muscles innervés par le facial gauche, excepté ceux des paupières et du front.

La région innervée par le trijumeau du côté gauche était complètement anesthésiée, et il y avait aussi paralysie et atrophie du temporal et du masseter gauche ; sans doute aussi du pterygoïdien externe, car la bouche était ouverte et le menton dévié à gauche.

La peau de la face à gauche présentait un léger degré de sclerème (glossy), mais il n'y avait ni chute de cheveux ni aucun autre trouble trophique.

La corde vocale gauche restait en position cadavérique et ne bougeait pas au moment de l'émission des sons.

La luette était tirée à droite, le pilier du voile du palais étant relâché à gauche avec diminution du reflexe palatin.

Il n'y avait ni paralysie, ni atrophie de la langue qui pouvait être portée en avant ; mais il se plaignait de vives douleurs du côté gauche et de maux de dents du même côté. Les mouvements étaient normaux dans les muscles de la tête et du cou.

La main serrait avec moins de force du côté droit et les reflexes du bras étaient exagérés, mais il n'y avait pas de troubles sensoriels ni moteurs.

La démarche était plutôt pénible et raide. Il n'y avait pas de faiblesse des jambes, mais les reflexes patellaires étaient exagérés ; le clonus du pied pouvait être obtenu. Il n'y avait aucun trouble du côté de la vessie ou du rectum.

A la poitrine et à l'abdomen, rien d'anormal, sinon le foie légèrement hypertrophié. La densité de l'urine était de 1008, neutre, ne contenait ni albumine ni sucre ; il y avait une légère diminution des urates.

On administra une potion contenant de l'iodure de potassium et du mercure ; mais le malaise continua jusqu'au 25 avril où il commença à avoir de la difficulté à avaler. Ces accidents s'amendèrent en quelques jours mais se reproduisirent si bien que des accès de spasme survenaient au moment de la déglutition avec rejet des liquides avalés. On dut employer la sonde pour l'alimenter.

Il avait alors une toux accompagnée d'expectoration muqueuse ; il avait des signes de bronchite et de broncho-pneumonie à la base du poumon droit et la température qui jusque-là était normale monta à 101°,6 F pour retomber le jour suivant à la normale.

Ces accès d'étouffement augmentaient de fréquence, exténuaient le malade déjà très affaibli par le peu de nourriture qu'il prenait. Cet état se prolongea jusqu'au 17 mai, époque de la mort, à peu près six semaines après son entrée.

La nécropsie fut pratiquée par le docteur Hall. La dure-mère n'était pas adhérente au cerveau, sauf au niveau du lobe gauche du cervelet, et sur l'étendue d'environ un pouce sur le milieu du dernier tiers de la circonvolution temporo sphénoïdale où elle était solidement fixée ; la région corticale sous-jacente était atrophiée.

La paroi interne du sinus droit était épaissie et donnait la sensation d'une corde, quoique la lumière fût encore perméable.

Sur le pédoncule cérébral gauche, s'étendant jusqu'à la partie moyenne du pont, il y avait une gomme allongée mesurant un demi pouce sur un demi ; ferme, grise, brillante, avec caséification centrale. Le pont était plus large que normalement et paraissait ramolli.

Les artères de la base étaient normales. Le ganglion de Gasser gauche était atrophié, moitié moins large que le droit, quoiqu'il n'y eut aucune altération au pourtour. — La racine et les branches du trijumeau étaient toutes minces et atrophiées. La moitié gauche de la moëlle était atrophiée et représentait les 3/4 de la moitié droite. Il y avait un peu de dégénérescence des nerfs facial et vague. Pas d'altération macroscopique sur la moëlle fraîche.

Il y avait atrophie très marquée des muscles intrinsèques du larynx du côté gauche, et aussi de l'aortite syphilitique bien nette. A la base des poumons, pneumonie sauf à la partie la plus inférieure du poumon droit où il y avait une masse de tissu fibreux pigmenté ; la plèvre sous jacente étant épaissie, blanche, opaque ; reste évident d'une lésion syphilitique. Les autres organes étaient normaux. Le Dr Hall porta dans cette circonstance le diagnostic de gomme cérébrale intéressant le pont et provoquant des symptômes de paralysie alterne ; il fait suivre son observation de quelques réflexions relatives à la valeur des troubles sensitifs chez ce malade au point de vue de la localisation exacte de la lésion ; ces données sont du reste empruntées à Starr.

OBSERVATION VI. — (Maurice DIDE et Alfred MEILLON)

*Paralysie complète de la corde vocale droite chez un malade
atteint d'une variété du syndrome de Millard-Gübler.*

M. Z..., concierge, 16, quai d'Orléans, est âgé de 73 ans. Ses
parents sont morts âgés; il n'y a pas eu d'hémorrhagie cérébrale dans sa famille. Il a lui-même joui d'une excellente santé,
exerçant sans interruption la profession de postier. Il s'est ma-
rié jeune et a eu trois filles qui sont vivantes et fort bien por-
tantes.

Le 13 janvier 1894, sur le pas de sa porte il est pris d'étourdissements, se sent comme ivre, les phénomènes ne durent
qu'un instant. Jusqu'au soir il ne ressent aucun trouble et dîne
avec appétit. Dans la soirée, au cours d'une partie de cartes, il
pâlit brusquement et se renverse dans son fauteuil avec une
sensation d'étourdissement, sans perdre toutefois connaissance.

A ce moment, un symptôme frappant se manifeste, c'est
une aphonie presque absolue; mais sans aphasie ni trouble
mental d'aucune sorte. Il peut à ce moment gravir seul une
sorte d'échelle qui le conduit à son lit, ce qui montre bien qu'il
n'était pas frappé de paralysie des membres.

Cependant, dans la nuit, il s'affaisse constamment sur le côté
gauche. Le lendemain il se plaint d'une sensation qu'il compare
à un masque placé sur la moitié droite de la figure. Il n'y a pas
de chute à la paupière ni de diplopie; mais les muscles de ce
côté sont parésiés; la mimique est moins accentuée que du côté
sain.

Du côté des membres, parésie des muscles du côté gauche, le malade, après être resté 15 jours couché a pu se lever et descendre un étage tous les jours en traînant un peu la jambe gauche. Cependant tous les mouvements sont possibles dans le bras et la jambe de ce côté. Le malade accuse une diminution de la sensibilité dans les territoires où se manifeste la parésie musculaire; c'est-à-dire dans la moitié droite de la face et les membres du côté gauche. La sensibilité au contact n'est pas abolie; mais les régions parésiées sont le siège de douleurs sous l'influence du refroidissement.

En juillet 1897, le malade fait une chute accidentelle; nous avons alors l'occasion de le voir une première fois; une écorchure qu'il s'est faite à la main, bien que pansée avec soin, met un mois environ à se cicatriser.

Quelque temps après, à l'occasion d'une épistaxis inquiétante nous voyons de nouveau le malade et nous constatons cette fois qu'il a de l'œdème des jambes surtout à gauche, remontant jusqu'à la partie moyenne du membre.

Le malade se plaint de douleurs thoraciques. A l'auscultation du poumon nous notons des râles crépitants à la base. L'auscultation du cœur revèle un bruit de galop. Le malade est du reste dyspnéïque, assoupi le jour, il ne peut dormir la nuit et doit rester assis sur son fauteuil.

Les artéres sont dures, sa tension artérielle élevée.

L'examen des urines montre une faible quantité d'albumine — pas de sucre.

Le régime lacté et l'iodure de potassium transforment rapidement le malade; les jambes désenflent, la face devient moins congestionnée. Les nuits sont bonnes, il n'est plus assoupi pendant le jour, en dehors d'une lientérie de peu de durée le malade se porte assez bien. Nous avons pu alors préciser l'état de la motilité et de la sensibilité du malade et pratiquer l'examen laryngoscopique car la voix affaiblie et par instants bitonale nous faisait soupçonner une paralysie des cordes vocales.

Le malade est un homme obèse, il est atteint depuis longtemps d'eczema seborrhéique du cuir chevelu et d'une double hernie inguinale volumineuse mal contenue par un bandage· Il est emphysémateux et bronchitique.

L'examen de la sensibilité montre une altération siégeant dans le côté droit de la face et du côté gauche pour le reste du corps et les membres. La sensibilité au contact dans ces régions est diminuée. La sensibilité à la douleur provoquée par une piqure est émoussée manifestement. Par contre les impressions de chaud et de froid sont anormalement douloureuses ; les variations thermométriques sont assez vivement ressenties par le malade. L'électrisation est plus douloureuse aussi dans ces territoires.

Les muscles de la face sont atteints d'une parésie nette mais peu accentuée que l'on peut mettre cependant en évidence en provoquant des jeux de physionomie. Le muscle orbiculaire des paupières semble absolument indemme, les muscles de l'œil également.

La langue n'est pas paralysée ni déviée dans les mouvements modérés; mais une forte projection en avant de cet organe détermine une légère déviation de sa pointe à gauche.

Le membre supérieur gauche est devenu depuis l'accident moins habile que le droit; la pression de la main est très notablement moindre que du côté droit. La jambe gauche présente un léger degré de parésie mais le malade se déplace peu de lui-même plus gêné par son obésité que par la faiblesse de sa jambe gauche.

Les réflexes patellaires sont peu marqués des deux côtés.

La vue est encore bonne, un peu affaiblie par l'àge, l'arc sénile est peu marqué.

L'examen laryngoscopique nous permet de noter une diminution très marquée de la sensibilité pharyngienne sans déviation de la luette ni affaiblissement du voile.

La corde vocale droite nous apparaît immobile en position cadavérique, son bord n'est plus tendu et présente une concavité légère, elle paraît raccourcie.

Pendant les mouvements d'inspiration, la glotte s'élargit uniquement dans sa moitié gauche.

Pendant l'émission des sons la corde gauche vient sur la ligne médiane sans la dépasser, laissant toujours un espace libre entre elle et la corde droite. Dans ces mouvements l'aryénoïde droit reste absolumeut immobile.

Le larynx est en plus le siège d'une légère hyperthémie, fait qui enlève aux cordes leur aspect brillant et nacré, mais en aucun point il n'y a infiltration ou ulcération.

A ces signes correspond une voix couverte, par moments bitonale — quelquefois des accès de toux par suite de faux mouvements de déglutition.

Depuis notre dernier examen, le malade, à plusieurs reprises, s'est plaint de douleurs thoraciques en ceinture accompagnées de dyspnée, bien qu'à l'auscultation on ne trouve aucun signe nouveau; la dyspnée prend même quelquelois les caractères d'une suffocation qui fait craindre une complication mortelle. L'examen des urines ne montre pas d'augmentation de la quantité d'albumine.

Notre diagnostic est le suivant : hémorrhagie protubérantielle chez un vieillard artéro-scléreux et albuminurique. Cette hémorrhagie est caractérisée par son début brusque, et a donné lieu au syndrome de Millard-Gübler : parésie des muscles de la face et du larynx à droite, des membres et de la langue à gauche, accompagnée d'hypoesthésie correspondante.

Nous retiendrons de ces deux observations, plusieurs points communs. Tout d'abord l'existence du syndrome de paralysie alterne, qui permet la localisation exacte de la lésion au niveau de la protubérance annulaire. Starr, cherchant à préciser davantage, donne entre autres, cette règle, peut-être un peu trop absolue.

« Si un côté de la face et les membres du côté opposé sont « frappés d'anesthésie, la lésion occupe toute la formation « réticulaire et siège dans le pont ou la moelle au-dessous « du point d'union de la racine ascendante et descendante « du cinquième nerf crânien. »

Chez notre malade, en particulier, les conclusions de Starr appliquées intégralement, nous donnent le siège précis de l'hémorrhagie.

Dans les deux cas, nous trouvons une paralysie laryngée offrant les mêmes caractères objectifs.

Cette paralysie est unilatérale, elle est du même côté que la lésion constatée ou présumée ; elle se manifeste par une altération marquée de la voix.

A l'examen, la corde est en position cadavérique ; c'est-à-dire que l'appareil moteur du larynx est détruit dans sa totalité.

C'est à ces caractères que nous reconnaîtrons à l'avenir l'origine protubérantielle d'une paralysie laryngée.

Il nous est permis maintenant de montrer en quoi cette variété différera des paralysies secondaires à une altération des noyaux médullaires ou encéphaliques.

Dans les paralysies laryngées succédant aux maladies de la moelle, nous observons presque constamment des phénomènes associés dont le prototype est le syndrome glosso-labié dont la description est due à Duchenne, de Boulogne. Ces signes ont succédé à une maladie chronique évoluant par étages apparaissant rarement d'emblée. Krishaber nous enseigne qu'à ces symptômes correspondent des paralysies des cordes vocales, soit en position cadavérique, soit plus rarement en position médiane. L'examen des muscles paralysés nous montre qu'ils sont atrophiés, fait manifester pour l'orbiculaire des lèvres et la langue. La recherche des éléments anormaux de l'urine révèle souvent la glycosurie.

Les paralysies laryngées si fréquentes dans le cours du « tabes dorsalis », sont rapportées à leur véritable origine par la constatation des signes de l'affection causale. Ce ne sont presque jamais des paralysies complètes.

Dans la polyoencéphalite chronique, on observe des troubles laryngés qui ont pour caractères d'être précédés d'accidents paralytiques des muscles de l'œil, accidents évoluant par étapes espacées d'intervalles souvent fort longs. Long-

temps l'ophtalmoplégie est isolée, puis apparaissent des paralysies dans le domaine du facial supérieur, puis du facial
inférieur, puis des glossoplégies ; les accidents laryngés sur-
viennent en dernier.

A côté de ce type, il existe des altérations plus rapides de
ces noyaux moteurs oculaires et laryngés et aussi des altérations passagères. Les exemples suivants compléteront notre
court exposé.

OBSERVATION VII (J. Charcot).

Analyse.

Femme de 50 ans. Il y a 13 ans, diplopie intermittente et
fourmillements du visage puis douleurs en ceinture et fourmillements (non douleurs fulgurantes). Pendant 10 ans rien de
nouveau. En 1890, il n'y a plus de phénomènes sensitifs mais
les jambes se dérobent.

Un peu plus tard cette femme fut prise d'accidents dys-
pnéiques singuliers ; de temps à autre, à longs intervalles,
elle ressentait un picotement indéfinissable dans la gorge ; sa
voix s'enrouait, elle avait de la peine à respirer, puis littérale-
ment elle étouffait.

Elle présente aussi des quintes de toux coqueluchoïde.

OBSERVATION VIII (ZWILLINGER).

(Société des otol. et laryngol. hongrois. 21 novembre 1895.)

Homme de 35 ans. En mars 1895, paralysie faciale droite.

En 1884, le 17 octobre, malaise général, maux de tête, ne peut plus remuer l'œil droit en dehors, voit double.

Puis enrouement. A l'examen laryngoscopique, paralysie des abducteurs ; après traitement mercuriel, amélioration.

La corde droite est complètement immobile et en position cadavérique, correction par obliquité de la glotte. La corde vocale saine dépassant la ligne médiane dans les efforts vocaux.

OBSERVATION IX (C. HISCHMANN).

(Ann. des maladies de l'oreille et du larynx, 1886).

B..., Emilie, âgée de 43 ans, couturière.

Bonne santé jusqu'en 1880 sauf accident oculaire.

En 1877, au réveil subitement elle voit double et constate qu'elle louche. Ce strabisme a persisté depuis (strabisme convergent de l'œil droit),

En 1880, accidents cholériformes, puis toux, expectoration, amaigrissement. Douleurs fulgurantes dans les membres inférieurs, douleurs en ceinture.

En octobre 1885, tuberculose manifeste, aphonie complète survenue brusquement, voix chuchotée, dyspnée.

Examen laryngoscopique : Pas de lésion organique. En faisant respirer le malade on constate l'immobilité des cordes. Dyspnée intense dans les fortes inspirations. Donc paralysie des dilatateurs.

OBSERVATION X (Cartaz).

Jeune fille, à chaque époque menstruelle présente les troubles suivants, dans cet ordre : le premier jour, troubles de la vue; le deuxième, diplopie et paralysie pharyngée ; le troisième, ptosis double, voix couverte ; le quatrième, dysphagie, les aliments refluant par le nez tombent dans le larynx ; le cinquième, toux paralytique, parésie des cordes vocales. Guérison progressive.

Étant donné le siège connu des noyaux d'origine des nerfs atteints dans les observations que nous venons de citer, nous sommes autorisés à les rapprocher des paralysies d'origine protubérantielles longuement rapportées un peu plus haut.

III

PRONOSTIC

Le pronostic de la paralysie laryngée protubérantielle nous semble grave. Le premier malade dont nous rapportons l'observation est mort d'accidents dyspnéïques à évolution rapide. Le malade que nous observons actuellement entre dans une période grave puisqu'il a des accès de suffocation répétés et il est à craindre qu'il succombe de cette façon.

L'absence d'occlusion de la glotte pendant la déglutition semble un facteur important de cette complication, elle favorise la chute des corps étrangers (origine de cette toux reflexe) nommée à juste titre toux paralytique, laquelle est toujours un syptôme grave.

CONCLUSIONS

I. Il existe chez l'homme un centre cortical de larynx occupant la partie postérieure du pied de F^3 et tout le pied de Fa. Ce centre a une action unilatérale et croisée. Dans tous les cas observés, le centre respiratoire n'a point été distingué du centre phonatoire et la paralysie laryngée fournit au laryngoscope une corde vocale en position cadavérique.

II. Une solution de continuité des fibres laryngées centrales, qu'elle soit sous corticale ou qu'elle se produise au niveau du genou de la capsule interne aboutit au même résultat (paralysie totale.)

III. Il existe des centres reflexes pour le larynx les uns phonateurs, les autres respiratoires ; ils s'échelonnent depuis les tubercules quadrijumeaux postérieurs jusque la partie supérieure de la moelle ; ils prêtent encore à la discussion quant à leur siège précis.

VI. Il existe une paralysie laryngée d'origine protubérantielle.

V. C'est une paralysie complète de la corde vocale (position cadavérique.)

VI. Cette paralysie s'observe au cours du syndrome de Millard Gübler.

VII. Le pronostic de ces paralysies est grave par les accès de suffocation qu'elles peuvent déterminer.

INDEX BIBLIOGRAPHIQUE

1856-59. Gubler. — Mémoires sur les paralysies alternes. (Gazette hebdomadaire)

1856. Millard. — Mémoire sur un cas de paralysie alterne avec autopsie. (Bull. Soc. Anat).

1868. Larcher. — Pathologie de la protubérance. (Paris in-8o.)

1869. Féréol. — Sur quelques symptômes laryngobronchiques de l'ataxie. (Gaz. Hebd.)

1872. Krishaber. — Troubles des reflexes laryngés dans la paralysie labioglosso laryngé. (Gaz. hebd. de méd. et de chir. p. 772).

1881. Cherchewsky. — Contribution à l'étude des troubles laryngés d'origine tabetique. (Revue de médecine).

Kahler. — Une corde en position médiane (paralysie des dilata·teurs) l'autre en position cadavérique chez un tabétique. (Zeitschrift fur. Heil Künde p. 440).

F. Massei. — Comparaison entre le courant faradique et le courant continu dans les paralysies vocales. (Annales des maladies de l'oreille, janvier).

1881. Ott. — Gomme syphilitique ayant amené le ramollissement du noyau de la X° paire et comme symptômes hémiplégie avec hémianesthesie complète du larynx. (Proger. med. Wochens).

1883. Sorel. — Aphasie, hémiplégie droite avec hermianesthésie dans le cours d'une fièvre typhoïde. (Bull. et Mem. Soc. Med. Hop. Paris p. 581).

1884. Krause. — Phénomènes d'incoordination motrice du larynx dans le tabès. (Virchov'b Archiv. t. XCVIII p. 294).

1885. Broabdent. — Dyspnée dans la paralysie labioglosso-laryngie. (Brit. Med. Journ. 15 mai).

Cartaz. — Paralysie des m. aryténoïdien transverse et thyro-arytenoïdien interne dans la paralysie pseudo-bulbaire. (France médicale 17 nov).

Cartaz. — Défaut de tension et de rapprochement des cordes vocales dans la sclerose latérale amyotrophique. (France médicale, novembre).

Koschlakoff. — Paralysie laryngée totale dans l'atrophie musculaire progressive. (Russ Med. n° 192).

Krause. Théorie de la contracture des constricteurs (Centrablatt f. Nerven heilk. p. 523).

1885. Lanois. — Paralysie des m. arytènoïdiens transverses thyro aryténoïdiens internes. (Revue de médecine).

1886. Eisenlohr. — Destruction du noyau du vago spinal avec paralysie recurrentielle totale. (Deutsche Med. Wochens), p. 363.

Frœnkel. — Sensibilité obtuse du larynx. (Berliner. Klin Wochens). p. 675.

Oppenheim et Siemerltng. — De l'improbabilité de paralysies pseudo-bulbaires sans lésion du bulbe. (Berliner. Klin. Wochens. p. 791.)

1887. Felici. — Paralysi e crisi laryngee come contributo alla diagnosi dell. atassia locomotrice. Arch. ital. de laryngol. Avril.

Lubet-Barbon. — Etude sur les paralysies laryngées. Th. de Paris.

1890. Dreyfus. — Troubles sensitifs du larynx Virchov's Archiv.

Garel et Dor. — Le centre cortical du larynx avec l'autopsie. Annales des Mal. de l'Oreille.

1890. Semon et Horsley. — An experimental investigation of the céntral motor innervation of the larynx. (Philosophical transactions of the Royal Society of London. 1890. 187. 2. 11).

1891. Boulay. — Sur la paralysie pseudo-bulbaire. (Gazette des Hôp., 25 Juillet).

Burger. — Die laryngealen storngen der Tabes dorsalis Leiden.

Déjerine. — Contribution à l'étude de l'aphasie motrice sous-corticale et de la localisation cérébrale des centres laryngés. (Muscles phonateurs). C. R. Soc. Biol. Paris. p. 155.

Doring. — Paralysie du larynx en position médiane dans la sclérose latérale amyotrophique. Th. Berlin. 1.

1892. Collet. — Le tremblement des cordes vocales et les troubles de la phonation dans la sclérose en plaques. (Annales des Maladies de l'Oreille).

1893. 1. Gottstein. — Die Krankheiten des Kehlkopfes. 4e Ed.

Newton Pitt. — Pseudo bulbar paralysis probably due to a lesion in each cerebral hemisphere. (Brit. Med. Journal. 20 Mai et Transact of the clinical soc. of London 1895).

1895. Cartaz. — Note sur les troubles laryngés dans la syringomyélie. Bull. et Mém. de la Soc. de laryngol. t. XI. p. 84.

Hall. — A case of unilateral tumor of the pons ; death Lancet-London.

James. — Clinical lecture on a case of pons lesion. (Clin. J. London. 1895. 125. 130).

M. Nail. — Specimens from two cases of hœmorrage in the pons occuring under observation in the royal infermary. (Glascow. Med. Journ. 206).

1896. Beketereff. — De la localisation des centres de l'ouïe de la phonation et des mouvements reflexes dans les tubercules quadrijumeaux postérieurs. (Nevrologitcheski Vestnik, vol. III, no 2. p. 145).

1897. — Grabower. — Sur le centre phonatoire d'Onodi. (Arch. f. Laryngol. und Rhinol. vol. VI, no 1, p. 42).

Lermoyez. — Mémoire sur les paralysies recurrentielles.